LE

AVIS

AUX MERES

QUI VEULENT ALLAITER.

AVIS
AUX MERES

QUI VEULENT ALLAITER;

Par M. ROZE DE L'EPINOY,
Docteur-Régent de la Faculté de Médecine de Paris.

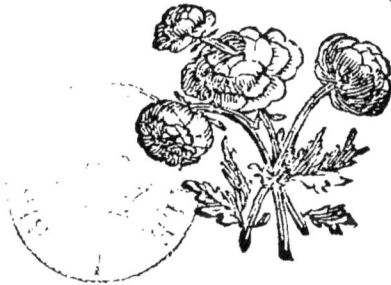

A PARIS,

Chez P. F. DIDOT, le jeune,
Quai des Augustins.

M. DCC. LXXXV.

AVEC APPROBATION ET PERMISSION.

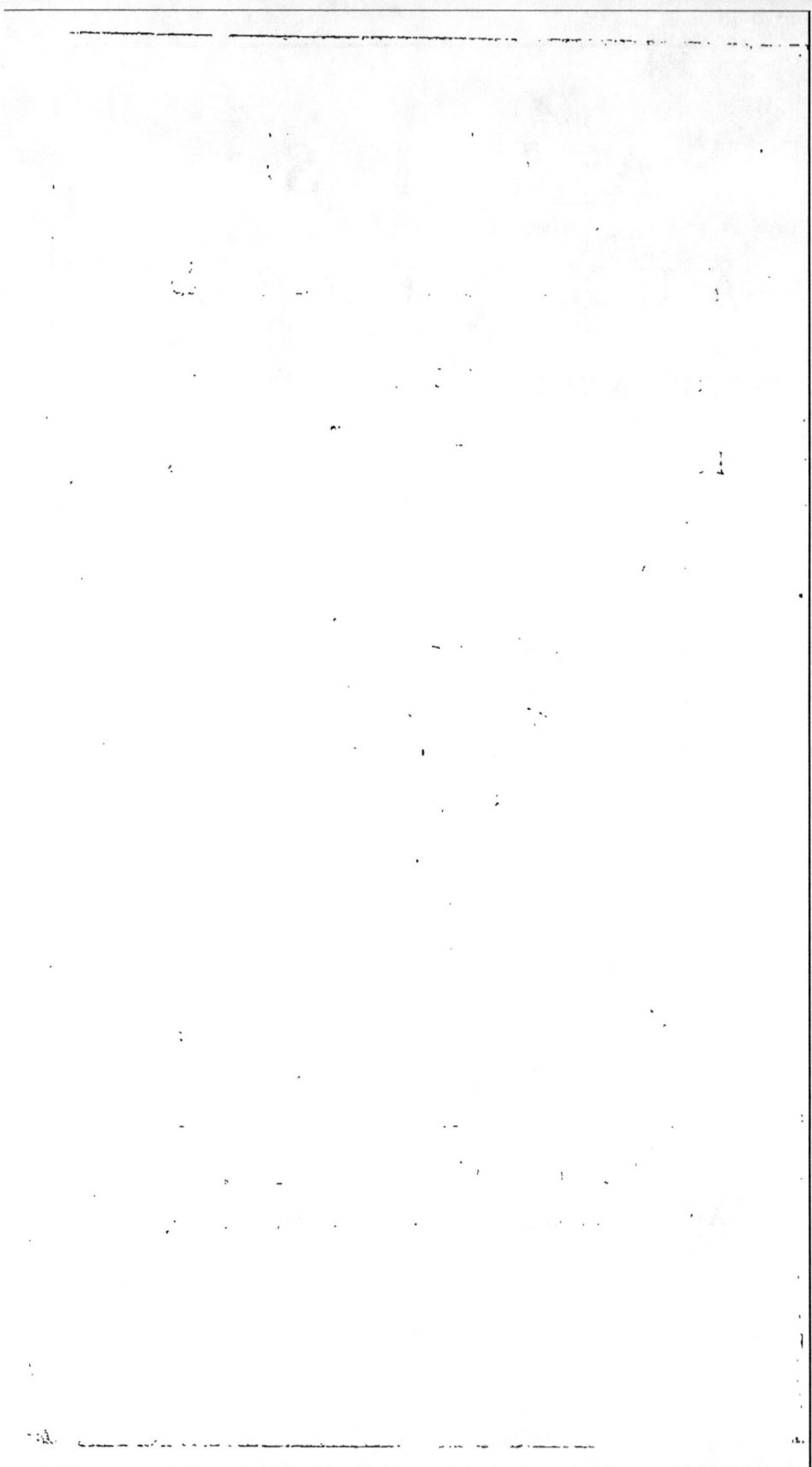

AVANT-PROPOS.

———

DIRE aux Mères que l'allaitement maternel eſt le devoir le plus doux de la nature, c'eſt leur répéter ce que la voix du ſentiment leur crie bien plus haut au fond du cœur. En vain veulent-elles étouffer ce cri ; il eſt plus puiſſant que le plaiſir, plus fort qu'aucune paſſion. C'eſt ſur-tout au moment où, au mépris de la tendreſſe maternelle, l'enfant tendant ſes jeunes bras à la mère qui vient de lui donner le jour, pour s'approcher de ſon ſein d'où il eſt impitoyablement repouſſé, pour aller ſucer un lait mercenaire, que ce cri tout étouffé qu'il eſt par le préjugé,

a

ſe fait encore entendre même aux mères les moins ſenſibles.

Un Philoſophe, à qui ce ſiècle ſera redevable à jamais d'avoir fait revivre les droits de la nature, eſt déja parvenu à perſuader aux mères qu'elles ne ſauroient ſe dérober à l'allaitement, ſans ſe rendre coupables. Les raiſons qu'il en a données, il les a puiſées dans le cœur & dans le devoir des mères; auſſi ſon éloquence perſuaſive a-t-elle réuſſi auprès d'un grand nombre; mais malheureuſement l'indifférence pour ce devoir, la répugnance pour la contrainte, & plus que tout, l'attrait puiſſant du plaiſir, détournent encore beaucoup de mères d'allaiter leurs enfans. Ah! ſi elles étoient

bien perfuadées qu'il eft de leur inté-
rêt perfonnel de fe livrer à l'allaitement, fi on leur prouvoit que le
plus fouvent les maux qu'éprouvent
les femmes à la fuite des couches,
font le produit des ravages du lait
qui n'a pas fuivi fa route naturelle,
quels droits n'auroit-on pas à leur
reconnoiffance? Quel eft le Médecin qui n'ait pas eu l'occafion d'obferver que le motif de la plûpart des
mères qui fe refufent à l'allaitement,
eft l'égoïfme mal entendu, ou le
préjugé trop écouté!

Je fais que la beauté s'alarme
fouvent de l'allaitement, & que la
crainte de voir fes charmes flétris
l'arrête au moment où la tendreffe
maternelle alloit faire le facrifice

de ses plaisirs, pour se livrer au plus doux & au plus naturel.

Tendres mères pour qui j'écris, ne soyez pas marâtres pour vouloir conserver vos attraits ! Soyez moins belles aux yeux de la volupté, pour l'être davantage aux yeux de la nature. C'est en vain que vous croyez que l'allaitement détruira vos charmes ; j'ai presque toujours vu que les femmes qui étoient bonnes nourrices, n'en devenoient que plus belles ; c'est la santé qui donne à la beauté tout son lustre, & la santé est ordinairement la récompense de l'allaitement. Voyez la plûpart des mères qui n'ont point allaité ; toujours quelques douleurs empoisonnent leurs plaisirs : c'est sur-tout

cette foule de maux que la Médecine moderne caractérise de va-
peurs, pour se dispenser d'en rechercher la cause, qu'éprouvent les
mères qui n'ont pas voulu allaiter.
Eh ! d'ailleurs, l'allaitement dût-il
altérer les charmes de la beauté,
quelle est la mère, pour peu qu'elle
ait de tendresse pour son enfant,
qu'un semblable motif puisse arrêter,
sur-tout quand sa santé qui en est le
fruit, quand tout ce qui doit un jour
faire son bonheur, l'invite à suivre
la loi de la nature ? De pareilles
mères peuvent vanter tant qu'elles
voudront leurs qualités de bonnes
mères; mais à coup sûr, ce ne sera
pas celles du sentiment. D'après
une pareille conduite, faut-il s'é-

tonner fi ces mères rencontrent fi
peu d'enfans reconnoiffans? Elles
leur donnent au berceau la première leçon d'ingratitude, en leur
refufant le lait maternel.

J'ai rarement vu des enfans qui
n'aimaffent pas les mères qui les ont
allaités. Cette efpèce de fanatifme
du fang l'emporte toujours dans
leurs cœurs fur les paffions les plus
fortes. Il s'étend même par la reconnoiffance de l'enfant à la nourrice
qui lui a vendu fon lait & fes foins:
& quand on dit d'un homme qu'il
a fucé au fein de fa mère le lait de
la haine, de la colère ou d'autres
paffions, c'eft une vérité trop fré-
quente: tant le moral tient au phyfique!

Qui répondra que les nourrices mercenaires, dont la plupart font adonnées aux plus viles paffions, ne tranfmettront pas avec leur lait, les vices les plus odieux, à l'enfant qu'elles nourriffent? Celle qui nourrit l'enfant d'une autre au lieu du fien, eft déja une mauvaife mère ; comment fera-t-elle une bonne nourrice, a dit l'Auteur d'*Emile?*

J'aime à croire qu'il eft peu de mères qui réfiftaffent au doux plaifir d'allaiter l'enfant à qui elles ont donné le jour, fi des raifons de fanté ne s'y oppofoient fortement; & malheureufement ce motif eft plus fréquent qu'on ne penfe.

Témoin des abus que l'ignorance, la mode ou le caprice font naître tous les jours relativement à l'allaitement maternel, j'ai cru devoir, d'après mon expérience, déterminer quelles font les mères qui doivent s'interdire l'allaitement.

Perſonne peut-être n'eſt plus que moi partiſan de l'allaitement maternel, quand les mères ont les qualités néceſſaires à une bonne nourrice ; mais perſonne auſſi ne s'y oppoſe plus fortement quand il manque aux mères les qualités indiſpenſables pour allaiter avec ſuccès, ou qu'elles font dans des circonſtances défavorables à l'allaitement, & nuiſibles à leur ſanté & à celle de l'enfant qu'elles veulent nourrir : auſſi l'unique but que je me propoſe eſt de déterminer quelles font les mères qui ne doivent point allaiter.

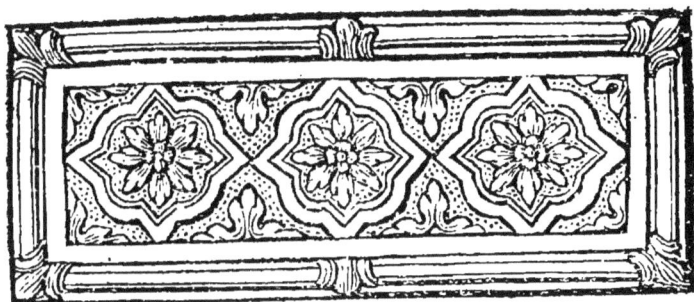

AVIS

AUX MERES

qui veulent allaiter.

Infelix, natl funus crudele videbis VIRG. Eneid.
Malheureufe, tu verras la mort affreufe de ton enfant.

Sı la Nature, qui pour l'ordinaire
infpire aux mères tant de tendreffe
pour leurs enfans, avoit également
donné à toutes les qualités néceffaires à l'allaitement; fon vœu feroit
rempli, & l'amour maternel lui paie-
roit le tribut le plus doux.

Les Médecins dès long-tems péné-

A

trés des avantages phyſiques & mo-
raux que la ſociété retireroit, ſi les
mères allaitoient elles-mêmes leurs
enfans, avoient en vain conſeillé ce
devoir le plus ſacré. Il étoit réſervé
à l'auteur d'*Emile* d'abolir les préju-
gés & d'être l'oracle de ſon ſiècle.
Mais ce Philoſophe, en déterminant
l'influence du moral de la mère ſur
celui de l'enfant, en calculant les
avantages du lait & des ſoins ma-
ternels, enfin, en développant avec
une énergie ſublime les effets qui
réſultent de l'allaitement maternel,
n'a écouté que le cri de la nature qui parloit à ſon cœur, & a
rendu trop général un devoir qui
néceſſairement ſouffre des excep-
tions. Pour avoir voulu rappeler les
mères à leur devoir, on a trop
échauffé leur imagination ; & ce
qui n'auroit dû être que le fruit de

la tendreſſe, eſt devenu l'ouvrage de la mode. Tel eſt l'abus de l'enthouſiaſme qui exagère tout, & de la mode qui outre tout.

C'eſt au Médecin qui joint à une théorie lumineuſe une pratique conſommée, à preſcrire les cas où les mères doivent ſe permettre ou s'interdire l'allaitement.

Lorſque par des raiſons preſſantes une mère ſe détermine à ſacrifier ce plaiſir au bien de ſon enfant, ce ſacrifice qui ſouvent coûte beaucoup de regrets à ſa tendreſſe, doit encore plus coûter de réflexions au Praticien qui l'ordonne, quelque expérimenté qu'il ſoit. Combien de fois j'ai vu des mères, qui en apparence devoient être de mauvaiſes nourrices, élever cependant des enfans très-forts & très-ſains; tandis que d'autres, dont le phyſique promettoit les plus beaux nourriſſons, dépériſſoient, elles, & quelquefois auſſi les enfans qu'elles allaitoient! Il eſt donc également dangereux de prononcer ſur l'apparence, qu'une femme ſera bonne ou mauvaiſe nourrice, puiſque les ſignes qui caractériſent l'une & l'autre, ſont également illuſoires. *Morton* aſſure avoir guéri des femmes phthiſiques, par l'allaitement; d'autres fois ce même moyen a conduit à pas lents au maraſme & à la phthiſie, les mères délicates qui ont voulu nourrir leurs enfans.

Quoiqu'il ſoit difficile de déterminer poſitivement les cas où l'allaitement maternel doive être interdit, il eſt pourtant un enſemble de circonſtances qui peut guider le Praticien & le garantir des mépriſes. C'eſt ici ſur-tout que le tact de l'expérience eſt préférable aux théories les plus ſéduiſantes ; c'eſt lui qui, dans le calcul des probabilités, trompe moins le Médecin judicieux.

Je vais donc déterminer, d'après les obſervations qui me ſont perſonnelles, & celles que j'ai recueillies de pluſieurs Praticiens dont le mérite m'eſt connu, quelles ſont les mères qui doivent ſe priver du plaiſir d'allaiter elles-mêmes leurs enfans.

Autant nous avons d'ouvrages en faveur de l'allaitement maternel, dont les avantages infinis ſont inconteſtables ; autant nous en avons peu contre ce devoir ſi doux de la nature, dans les circonſtances où il eſt préjudiciable ſoit à la mère, ſoit à l'enfant, ſoit à tous les deux en même tems.

Parcourons rapidement ce qui ſe paſſe à l'égard des mères dans l'allai-

tement, avant de déterminer quelles
font celles qui ne doivent pas nourrir.

La fécrétion du lait dans les mamelles, quoiqu'une opération de la
nature, n'en eft pas moins une
perte que les mères font en faveur
de leurs enfans ; perte qui fouvent
caufe de grandes douleurs aux mères
pour commencer & finir l'allaitement, & qui toujours fe fait plus
ou moins aux dépens de la nutrition.
Cette fécrétion varie fuivant les tem-
péramens, la conftitution différente
des femmes, & fuivant une foule de
circonftances auxquelles elles fe
trouvent expofées : ainfi le lait eft
plus ou moins abondant, plus ou
moins fourni des qualités néceffaires
à l'allaitement, en raifon de ces différences. Ajoutez à cela les priva-
tions, les gênes, les alarmes, & tous

les facrifices qu'une bonne mère doit faire, quand elle veut nourrir parfaitement fon enfant. En vain croit-on que la campagne foit la fource exclufive des bonnes nourrices : j'en ai rencontré plus fouvent que l'on ne penfe, qui étoient de fort mauvaifes nourrices, quoiqu'elles euffent pour elles les apparences les plus flatteufes. Les femmes de campagne ont leurs paffions comme celles des villes; moins violentes, il eft vrai, mais toujours dangereufes pour l'enfant qu'elles nourriffent.

En général, voici les qualités phyfiques & morales que l'on exige d'une bonne nourrice. Quoique l'enfemble de ces qualités foit fort rare, & que l'on ait vu des mères à qui il en manquoit beaucoup, élever cependant des enfans qui jouiffoient d'une belle fanté ; toutefois les fem-

mes qui ne poſſèdent pas les principales, s'expoſent à faire de mauvais nourriſſons. Rarement une
femme très-jeune ou déja avancée
en âge fait une bonne nourrice ;
l'embonpoint, ſans être exceſſif, doit
ſeulement annoncer la ſanté ; le co-
loris du teint doit être foncé, le re-
gard doux & agréable, la reſpira-
tion aiſée, les dents blanches, la
poitrine large & bien arquée, les
mamelles médiocrement fermes, ni
trop petites, ni trop groſſes, mais
détachées de la poitrine, ayant la
forme d'une poire ; le lait doit être
abondant, point trop ſéreux, blanc,
ſans odeur, ayant peu de ſaveur,
faiſant la perle ſur l'ongle, & ne ſe
coagulant point ſur le feu. Telles
ſont les qualités phyſiques que l'on
exige d'une bonne nourrice. Quant
aux qualités morales, elles ne ſont

pas moins effentielles : il feroit à defirer que l'ame d'une nourrice fût
auffi belle que fon corps ; qu'elle fût
douce, vive & enjouée ; que fon
maintien annonçât la candeur, fon
vifage la pudeur, & fes yeux le
calme de fon ame ; qu'elle ne fût ni
colérique, ni peureufe, ni portée
au vin, & s'abftenant des plaifirs du
coït fans chagrin. Cette dernière
qualité fur-tout eft effentielle ; car,
fi la privation lui coûtoit beaucoup,
infailliblement la violence de fes
defirs feroit dégénérer fon lait.
Enfin, il faut qu'une nourrice, pour
être bonne, foit exempte de toutes
les paffions violentes.

S'il fuffifoit qu'il manquât une
feule des qualités que l'on requiert
en général d'une bonne nourrice,
pour interdire l'allaitement maternel, il y auroit bien peu de femmes

affurément qui feroient propres à nourrir. Rarement l'enfemble des qualités qui conftituent une nourrice parfaite fe trouve réuni, fur-tout chez les gens du monde. Exiger qu'une femme ne laiffe rien à defirer pour lui permettre l'allaitement, c'eft un extrême qu'il faut foigneufement éviter ; mais il eft, relativement au phyfique, de mauvaifes conformations, des vices dans les humeurs, des défordres dans les fonctions, des différences relativement à l'âge & maintes autres circonftances, comme il eft une infinité de raifons morales qui s'oppofent à l'allaitement maternel.

Voyons d'abord quelles font les raifons phyfiques qui s'oppofent à l'allaitement maternel, & premièrement les mauvaifes conformations.

Les mauvaises conformations.

La grandeur, abfolument indifférente quant à la taille, eft de la plus grande importance relativement à la poitrine. Rarement les femmes dont la poitrine eft étroite, élèvent des enfans vigoureux. Souvent même les mères ainfi conformées font victimes de leur tendreffe, en voulant allaiter leurs enfans. J'en ai vu plufieurs avec cette mauvaife conformation périr phthifiques au fecond enfant qu'elles nourriffoient, & les enfans mourir dans l'étifie. En général, les femmes dont le col eft long, la poitrine plate & enfoncée dans les épaules, le corps grêle & la refpirataion courte, périffent prefque toutes phthifiques avant trente ans, lorfqu'elles veulent nourrir, & leurs enfans font

foibles ou meurent dans le marafme:
il en eft de même des femmes fujettes au crachement de fang. Si
vous voulez avoir des enfans forts,
& conferver les mères, défendez
expreffément aux femmes qui ont
une organifation frêle & délicate,
chez qui les moindres impreffions
phyfiques & morales altèrent la
fanté, de nourrir.

Il n'eft point de petits détails, rien
n'eft minutieux, quand il s'agit de
conferver la fanté des mères qui
donnent des citoyens à l'Etat, &
celle des enfans qui en font l'efpoir.
Le bout du mamelon trop gros &
trop court a caufé la mort à plufieurs
enfans, par l'ignorance & la cupi-
dité des nourrices.

OBSERVATION.

Une femme, qui d'ailleurs avoit

les qualités d'une excellente nourrice, a fait périr tous ses enfans par
ce vice de conformation, & succes-
sivement cinq nourrissons qui lui
avoient été confiés sur un extérieur
séduisant & une santé des plus belles.
Mon père qui exerçoit alors la Médecine avec la plus grande distinc-
tion dans la province, fut obligé
d'avoir recours au Magistrat qui
présidoit à la police de l'endroit où
demeuroit cette femme, pour lui
défendre expressément de prendre
désormais des nourrissons : c'étoit la
troisième femme qu'il avoit trouvée
dans ce cas.

Il en est d'autres dont le bout du
sein est comme rentré en dedans, à
qui j'ai vu imaginer mille moyens
pour faciliter la succion à l'enfant,
qui, malgré les procédés les plus
ingénieux, ont été forcées de cesser

l'allaitement, ou n'ont élevé que des enfans foibles & délicats.

Il eſt une conformation qui fait le charme de la beauté, mais qui ſtrictement parlant n'eſt pas la conformation la plus heureuſe pour les femmes qui veulent nourrir ; c'eſt l'extrême fermeté de la gorge. C'eſt un préjugé aſſez ordinaire , même chez les gens de l'art, que les femmes dont la gorge eſt extrêmement ferme, ſont d'excellentes nourrices. J'ai obſervé, au contraire, que les femmes dont le ſein étoit très-ferme, n'étoient pas celles qui avoient le plus de lait, ni de meilleure qualité. Je crois que l'extrême denſité du tiſſu cellulaire des mamelles, que l'abondance & la ſolidité de la graiſſe, jointes à la trop grande fermeté de la peau, empêchent une plus grande ſécrétion du lait, & le rendent moins fourni des qualités néceffaires à l'allaitement. Ajoutez à cela la difficulté qu'éprouve l'enfant pour extraire le lait des mamelles trop fermes. Ce qu'il y a de certain, c'eft que j'ai vu deux belles femmes à qui la nature avoit d'ailleurs donné toutes les qualités pour faire d'excellentes nourrices, ne pouvoir, faute d'affez de lait, nourrir leurs enfans, à leur grand regret. Elles avoient toutes deux la gorge prodigieufement ferme, & toutes deux fouffrirent beaucoup du fein, fans qu'il fe féparât plus de lait. C'eft encore une opinion affez générale, que le fein naturellement glanduleux ne doit pas empêcher les mères de nourrir, & les nourrices ainfi conformées ne font point rejetées. Pour moi j'ai toujours remarqué dans ce cas, que les nourrices manquoient de lait, parce que la filtration s'en faiſoit difficilement. Auſſi toutes les fois que j'ai rencontré ces ſortes de nourrices, je n'ai pas héſité à prononcer qu'elles feroient de mauvaiſes nourritures, & l'événement a confirmé plus d'une fois mon jugement.

Il eſt inutile d'éxpoſer les raiſons pour leſquelles les femmes qui ont des engorgemens, des ulcères, ou toute autre affeĉtion du ſein ou des autres parties du corps, ne doivent pas nourrir : le tort qu'elles ſe feroient, les dangers auxquels elles s'expoſeroient ainſi que leurs enfans ſont ſi évidens, qu'il eſt rarement néceſſaire d'être obligé de détourner les femmes qui ont ces maux, d'allaiter.

OBSERVATION.

OBSERVATION.

J'ai cependant vu une jeune dame accouchée de deux forts garçons, ayant un dépôt très-douloureux au fein du côté gauche, allaiter néanmoins, malgré mes repréfentations, fes deux enfans du fein droit, fans leur donner d'autre nourriture que fon lait. Cette jeune dame eut la fatisfaction de réuffir, contre mon attente. Mais fi des faits particuliers, & fur-tout des événemens rares ne doivent point fervir de règles générales, c'eft certainement en médecine.

Les jeunes femmes qui n'ont pas encore nourri, dont la peau eft très-fine & très-fenfible, font fujettes aux gerçures du fein, fuivies de dépôts laiteux. Quoique ce ne foit pas toujours une raifon exclufive pour l'al-

B

laitement, cependant quand les douleurs font fort aiguës, & que les deux
mamelles font affectées en même
tems, il eft dangereux pour la mère
& pour l'enfant de continuer l'allaitement maternel. J'ai vu des mères diffimulant leurs douleurs, lorfque l'enfant tettoit, avoir des hor-
ripilations affreufes fuivies de friffon
& de la fièvre.

OBSERVATION.

Une jeune dame avoit des gerçures au fein des deux côtés, qui
la faifoient horriblement fouffrir,
lorfque fon enfant faifoit la fuccion;
c'étoit au point qu'elle verfoit des
larmes pendant tout le tems qu'elle
donnoit à tetter, & même long-
tems après; elle vouloit diffimuler
fes fouffrances, & faifoit tous fes
efforts pour concentrer fa douleur.

En vain lui repréfentai-je que c'é-
toit une tendreffe maternelle mal
entendue ; elle perfifta, & finit par
avoir la fièvre & des convulfions
qui ne ceffèrent qu'en ceffant l'allaitement, & à l'aide des bains & des
relâchans.

Il eft évident dans ce cas, que la
mère fouffrant, fon lait doit être
altéré, & que l'enfant ne peut en
prendre en affez grande quantité.
Ce font alors des douleurs en vain
& pour la mère & pour l'enfant,
puifque l'un & l'autre peuvent perdre la vie, fans que la tendreffe maternelle ait rempli fes vues.

Les difformités qui n'altèrent pas
la fanté, ne s'oppofent nullement à
l'allaitement maternel. J'ai connu
des femmes contrefaites, ayant d'ailleurs les qualités de bonnes nourrices, qui ont élevé de beaux enfans.

Vices dans les humeurs.

Si les vices qui altèrent les humeurs étoient toujours apperçus par
des fignes non équivoques, il eft
certain que les mères d'elles-mêmes
fe priveroient du plaifir d'allaiter
leurs enfans, quelqu'envie qu'elles
en aient. Mais malheureufement ces
vices font fouvent cachés fous des
dehors trompeurs. Un vice vénérien,
par exemple, circule dans les vaif-
feaux d'une tendre mère, fans fe
manifefter par des fymptômes affez
caractériftiques, pour qu'elle re-
nonce au plaifir de donner fon lait
à l'enfant à qui elle a donné le jour.
Souvent même l'apparence d'une
belle fanté la féduit & l'entraîne;
cependant l'enfant dépérit, & le
virus vénérien dégénéré chez lui,
ne préfente plus que les effets d'un

vice fcorbutique combiné, ou d'un vice fcrophuleux, ou même dartreux. Il arrive quelquefois dans ce cas, que le vice vénérien, jufques-là caché chez la mère, fe développe & fe déclare par des fignes certains; c'eft alors qu'il faut ou traiter la mère & l'enfant en même tems, fi la mère eft affez forte pour foutenir le traitement & l'allaitement à la fois; ou renoncer à l'allaitement maternel, & avoir recours à l'allaitement artificiel; finon la nourrice que l'on chargeroit de cet enfant, feroit bientôt elle-même infeétée, comme on ne l'obferve que trop fréquemment dans les campagnes où ces nourrices mercenaires viennent dans les grandes villes, à Paris fur-tout, vendre leur lait, leur fanté, & trèsfouvent leur vie. Peut-être même l'animal par qui l'on feroit allaiter

l'enfant deviendroit lui-même infecté. Je fuis d'autant plus porté à le
croire, que j'ai remarqué une fois
qu'un enfant attaqué du mal vénérien, tettant une chèvre pendant fix
femaines, gâta le lait de la chèvre.
Voici à quels fignes je reconnus l'in-
fection. Le lait très-féreux avoit une
odeur défagréable, & auffitôt qu'il
approchoit du feu il tournoit, ce qui
n'arrivoit point avant. D'après ces
obfervations, les mères ne fauroient
trop s'affurer de la falubrité de leurs
humeurs avant d'entreprendre de
nourrir leurs enfans; autrement ce
feroit une faute qu'elles ne devroient
jamais fe pardonner. C'eft pour
avoir été fréquemment témoin de
ces fautes, que j'infifte fur les pré-
cautions que les mères doivent abfolument prendre avant l'allaitement.
Heureux fi cette circonfpection arra-

che quelques victimes à une mort précoce & affreuse ! Il y a tant de maux qui affiègent le berceau de l'enfance, que les Médecins font bien coupables quand ils n'avertissent pas avec la plus grande rigueur de ceux qu'il est en leur pouvoir de prévenir.

Il en est de même des autres vices qui infectent les humeurs ; tels que le vice fcorbutique, cancéreux, fcrophuleux, dartreux, &c. &c. . . Les mères qui font attaquées de ces vices, doivent s'interdire l'allaitement. J'ai vu dans des campagnes aquatiques & mal-faines, où les habitans ne vivent que d'alimens groffiers, des mères fcorbutiques nourrir des enfans pâles, livides, & infectés en naiffant du vice fcorbutique. Il est très-difficile dans ces climats mal-fains de prononcer fur l'efpèce d'allaitement qui convient : les mères y font

scorbutiques & les animaux maigres
& chétifs ; leur lait fournit très-peu
de beurre ; il n'a point de saveur &
ne répand jamais cette odeur balsa-
mique qu'exhale le lait de vache
dans les montagnes remplies d'her-
bes odorantes , ou dans les plaines
couvertes de moiſſons ; ainſi on
gagneroit peu en ſuppléant à l'allaitement maternel par l'allaitement artificiel ou celui des nourrices mercenaires. Ces ſortes de climats ſont
condamnés au ſcorbut juſqu'à ce que
le gouvernement ou des particuliers
aſſez riches dénaturent le ſol, & rendent à l'air & aux eaux leur ſalubrité,
en donnant l'écoulement aux eaux
ſtagnantes , & en deſſéchant les ma-
rais. Les climats, comme l'on voit,
ne ſont pas indifférens pour preſcrire
ou défendre l'allaitement , & je ne
doute pas même qu'un long ſéjour

dans des endroits mal-fains, ne fît dégénérer le meilleur lait; il eſt très-poſſible qu'il y ait beaucoup de pays où l'allaitement maternel ne convienne pas par des raiſons locales ; mais ces détails demandent des Traités *ex profeſſo*, & ſur-tout des deſcriptions topographiques, qui n'ont pas un rapport très-direct à la queſtion que je me ſuis propoſé d'approfondir.

Quant au vice cancéreux, les femmes qui en ſont attaquées doivent être d'autant plus portées à ne pas allaiter leurs enfans, que même ſans les nourrir ce vice ſe développe quelquefois. Cette diſpoſition dans les humeurs n'eſt malheureuſement que trop héréditaire. J'ai connu deux femmes dont les mères avoient péri de cancer au ſein, & dont les enfans ſont morts en langueur, rachitiques

& obſtrués. D'après pluſieurs obſervations que j'ai faites ſur le vice cancéreux, & celles qui m'ont été four-
nies par des Praticiens inſtruits &
dignes de foi, je n'héſiterois pas à
défendre l'allaitement à une femme
qui, ſans avoir même d'engorge-
ment, auroit ſeulement contre elle
d'être née d'une mère morte de cancer ſpontané.

Perſonne n'ignore que les Ecrouel-
les ſont non ſeulement héréditaires,
mais même acquiſitives. On a vu des
enfans fort ſains devenir ſcrophuleux en vivant avec d'autres enfans
qui l'étoient. J'ai obſervé dans un
village où les eaux ſtagnantes crou-
piſſoient, où l'air épais étoit toujours
chargé de brouillards, & où les habitans vivoient de bled noir & de
lard ſalé, que les gouêtres n'y
étoient pas rares, & qu'il s'y rencon-

troit beaucoup de ſcrophuleux. Les
mères qui y nourriſſent leurs enfans
ne manquent pas d'augmenter dans
ces enfans le vice ſcrophuleux
qu'elles ont fait paſſer dans leur
ſang; & même ceux qui leur ſont confiés, & qui n'ont nulle diſpoſition
aux écrouelles, finiſſent par avoir
des engorgemens du méſentère.

Il eſt donc évident qu'une mère
qui eſt déja ſcrophuleuſe, augmente
encore ce vice dans ſon enfant,
quand elle veut nourrir, & qu'elle
le fait naître dans celui d'une autre,
quand elle en eſt la nourrice. On
peut dire la même choſe du vice
dartreux qui dans les grandes villes
eſt ſouvent un virus vénérien dégénéré. Les femmes qui ont des dartres
doivent renoncer à l'allaitement :
c'eſt bien aſſez d'avoir donné à leurs
enfans une diſpoſition dartreuſe, &

très-fouvent même un vice dartreux
déja développé, fans y ajouter encore par un lait, qui indubitablement
le développe dans l'enfant quand il
ne l'eft pas encore, ou qui l'aggrave
quand il eft déja déclaré; dans ce cas
il n'eft pas de meilleur allaitement
que le lait de chèvre. Il n'eft point de
Praticien qui n'ait obfervé que les
pères & mères dartreux engendrent
pour l'ordinaire des enfans qui le
font auffi. Bien plus, les nourrices
dartreufes qui fe chargent d'enfans
qui ne le font pas, leur communi-
quent cette maladie avec leur lait.
On peut dire la même chofe du vice
pforique, de la goutte & des autres
vices des humeurs. Les femmes qui
en font attaquées font de mauvaifes
nourrices. Un vice quelconque dans
les humeurs eft, fuivant moi, une des
raifons exclufives de l'allaitement

maternel les plus fortes. Il feroit affreux qu'un enfant puifât au fein de fa mère le germe d'une maladie cruelle, au lieu de la fanté.

Défordres dans les fonctions.

Quoiqu'en général les défordres dans les fonctions foient fuivis de moindres accidens que les vices dans les humeurs, il fuffit néanmoins qu'une mère dont les fonctions font dérangées, s'expofe à perdre la vie, des fuites de l'allaitement, ou à la faire perdre à fon enfant, pour lui défendre de nourrir.

Un des principaux défordres dans les fonctions, qui caractérife une mauvaife nourrice, c'eft la continuation des règles pendant l'allaitement. Il eft très-rare qu'une nourrice réglée élève un enfant vigoureux. J'ai plufieurs fois obfervé que

la langueur & le marafme étoient
les maladies des enfans élevés par
ces fortes de nourrices. La nature
ne fauroit faire à la fois ces deux
fonctions, ou plutôt ces deux pertes.
Aufli les nourrices réglées ont ordinairement peu de lait ; encore eft-il
d'une mauvaife qualité.

D'autres fois il arrive que les nourrices, au lieu d'un flux rouge, en ont
un blanc ; ce qui annonce qu'une
partie de l'humeur laiteufe fe perd
par un organe étranger à cette fonction. Quoique ce dérangement foit
affez rare chez les nourrices, je l'ai
pourtant obfervé ; l'écoulement laiteux eft quelquefois en fi grande
quantité, que la nourrice ne peut
continuer l'allaitement faute de lait.

Il eft une autre efpèce d'écoulement blanc, tantôt jaunâtre, tantôt
de couleur de blanc d'œuf, & même

quelquefois verdâtre, qui eſt très-
fréquent dans les grandes villes, par
la manière d'y vivre; c'eſt ce qu'on
appelle fleurs blanches. J'ai toujours
remarqué que les enfans nourris par
des mères qui avoient cet écoulement, étoient pâles & foibles, quoique ce flux ſoit en petite quantité,
& qu'il n'ait pas de mauvais caractère. Il arrive aſſez ordinairement
que les mères pendant qu'elles nourriſſent ceſſent d'avoir cet écoulement: c'eſt alors un avantage que
l'allaitement leur procure, aux dépens de la ſanté de l'enfant qu'elles
nourriſſent. Je n'approuve nullement
la conduite des Médecins qui, pour
détruire les différentes humeurs qui
tourmentent les mères, leur conſeil-
lent d'allaiter; c'eſt expoſer les enfans à être victimes du bien que les
mères en retirent, comme on l'a
ſouvent obſervé.

Les femmes qui ont effuyé de grandes pertes pendant l'accouchement ou après, & celles qui y font fujettes, ne doivent point nourrir. C'eft trop exiger de la nature affoiblie, qu'elle répare les forces épuifées par les pertes de fang exceffives, & qu'elle fourniffe en même tems une affez grande quantité de lait pour nourrir l'enfant. J'ai obfervé dans ce cas qu'une mort prématurée enlevoit les enfans, ou que s'ils furvivoient, c'étoit pour traîner une vie languiffante. L'affoibliffement & l'épuifement qui fuivent les grandes pertes, privent le lait de fes qualités, & très-fouvent en tariffent la fource.

La tranfpiration cutanée qui eft falutaire, en dépurant les humeurs de ce qu'elles ont de plus âcre & de plus animalifé, ne doit cependant pas

pas être trop exaltée; car on peut
affurer d'après l'obfervation, que les
femmes dont la fueur a une mauvaife odeur, femblable à celle de
certaines perfonnes qui fuent beaucoup des pieds, font pour l'ordinaire
de mauvaifes nourrices; telles font
en général les femmes dont les che-
veux font roux. Il en eft de même
de celles dont la tranfpiration pul-
monaire eft forte; ce qui leur donne
une haleine défagréable. Tenez auffi
pour fufpectes celles dont les dents
& les gencives décèlent une bouche
en mauvais état; ces fortes de femmes ont un vice dans les humeurs,
& leurs nourriffons s'en reffentent.
Il faut rejeter également les femmes
dont le lait a une mauvaife odeur.
J'ai connu plufieurs nourrices dont
le lait fentoit mauvais & étoit extrêmement féreux, qui ont élevé des

C

enfans languiſſans, quoique des gens
de l'art euſſent prononcé affirmati-
vement qu'elles feroient bonnes
nourrices, parce qu'elles avoient
beaucoup de lait, & que d'ailleurs
elles étoient douées des qualités
convenables aux bonnes nourrices:
tant il eſt vrai que l'examen le plus
férieux eſt indiſpenſable quand il
s'agit de décider ſi une mère fera
bonne ou mauvaiſe nourrice !

Il en eſt de même des autres fé-
crétions, telles que les urines qui
fentent fort, & qui ont une vilaine
couleur; c'eſt toujours le produit
d'un vice caché. Les femmes ſujettes
aux maux d'eſtomac doivent s'abftenir de l'allaitement. On digère
mal quand on ſouffre; les mauvaiſes
digeſtions entraînent néceſſairement
de mauvais chyle, & le mauvais
chyle des liqueurs dépravées. Quel-

les qualités doit-on attendre alors du lait d'une nourrice qui souffre pour digérer? Le système général de l'économie animale ne se soutient que par la nutrition. Cette fonction une fois dérangée, les autres languissent. Un individu languissant qui a donné le jour à un être languissant, ne peut certainement qu'augmenter sa langueur, en voulant encore le nourrir. Il en est de même des dérangemens des autres fonctions: ainsi une femme qui seroit sujette au dévoiement, à la pituite, au rhume, aux coliques, &c. &c. ne doit pas nourrir. Ne craignez pas non plus d'interdire l'allaitement aux femmes excessivement spasmodiques; leurs fonctions sont presque toujours dérangées, & rarement elles ont assez de lait.

J'ai dit aussi qu'il falloit avoir égard

à l'âge des femmes qui veulent allaiter. Cette confidération eft d'une très-grande importance. C'eft fouvent pour l'avoir négligée, que j'ai vu des femmes très-intéreffantes périr de phthifie avant trente ans. Permettre l'allaitement à une femme délicate qui à peine a feize ans, dans le moment où fon tempérament fe développe, & où les alimens qu'elle prend font principalement employés à la nutrition, ce n'eft plus fe rapprocher de la nature, c'eft s'en écarter & vouloir tout facrifier à la mode ; auffi remarquez que les femmes qui ont nourri très-jeunes dépériffent à un certain âge ; ou lorfqu'elles paffent trente ans, c'eft pour languir dévorées par une foule de maux que l'on caractérife d'affections nerveufes, pour fe difpenfer d'en rechercher le vrai caractère :

on ne voit que trop de ces victimes malheureuses d'une tendresse mal dirigée, ou de la mode accueillie par le préjugé.

Si l'extrême jeunesse est une raison exclusive de l'allaitement pour les mères, l'âge avancé des mères en est une aussi forte pour les enfans. En effet, une femme de quarante ans, dont les humeurs font exaltées & trop animalisées, n'est nullement propre à nourrir. Le lait d'une mère déja avancée en âge, est ordinairement âcre, & n'est pas assez abondant. Dans les campagnes où la misère fait entreprendre aux femmes déja avancées en âge d'allaiter, j'ai vu beaucoup d'enfans mourir de langueur, & sur-tout d'un flux de matières chyleuses qui annoncent que les digestions ne se font plus. J'attribue cette maladie à l'âcreté

du lait de la mère, parce qu'en fubf-
tituant au lait de la mère celui de
chèvre, j'ai fait ceffer le dévoiement, & les enfans ont repris de
l'embonpoint. Les femmes qui mè-
nent une vie trop fédentaire, comme
celles qui font exceffivement diffi-
pées, ne doivent point allaiter ; les
premières, parce que leurs liqueurs
ne font pas affez dépurées ni affez
élaborées ;& les autres, parce qu'elles
font trop échauffées & trop exaltées :
le lait doit également fe reffentir de
ces deux excès : il en eft de même
de celles qui font obligées de faire
un travail exceffif, & de celles qui
font oifeufes.

Mais il eft un excès auquel toute
femme qui fe livre ne doit point entreprendre de nourrir ; c'eft l'ardeur
pour le plaifir. Toutes les fois que
les mères ne veulent pas faire le fa-

crifice de leurs plaisirs & de leurs goûts, il faut qu'elles renoncent à l'allaitement. J'ai été révolté mainte-fois en voyant des femmes conduire aux spectacles les enfans qu'elles allaitoient ; parce qu'il leur étoit impossible, disoient-elles, de se priver de ce plaisir. Comment une mère qui aime son enfant peut-elle exposer dans un air infecté, un petit individu foible qui commence à peine à respirer, & que la lumière la plus tendre blesse ? Les personnes les plus fortes y suffoquent, & sont obligées de faire des efforts considérables pour surmonter les obstacles que l'air méphitique de ces lieux oppose à la respiration.

J'ai connu aussi des mères, & le nombre de celles-ci est bien moindre il est vrai, qui ne pouvant se priver des plaisirs de la table, vi-

voient de liqueurs fpiritueufes, &
d'alimens fort affaifonnés ; d'autres,
enfin, dont la volupté étoit de repo-
fer prefque toute la journée dans le
duvet, fans jamais vouloir interrom-
pre leur fommeil pour appaifer les
cris de leur enfant qui demandoit du
lait : d'après ces obfervations, je fou-
tiens que dans les grandes villes où
les femmes font efclaves du luxe,
de la mode & du plaifir, l'allaitement maternel eft plus fouvent en-
trepris par imitation & préjugé, que
par la tendreffe des mères. Les gens
de l'art, fouvent trop complaifans,
ont contribué à ces abus en donnant
peu d'importance à un devoir qui
en demande beaucoup.

Je dirai pour la dernière raifon
phyfique qui exclut de l'allaitement
maternel, que les femmes qui font
nées avec une ardeur extrême pour

la jouiffance, & qui font accoutu-
mées à s'y livrer fréquemment, ne
doivent nullement fonger à l'allaitement ; bientôt leur lait tariroit, &
le peu que l'enfant tetteroit feroit de
très-mauvaife qualité.

Il eft maintes autres circonftances
qui étant moins effentielles, ne font
des raifons exclufives de l'allaitement, qu'autant qu'elles font réunies
aux principales que je viens d'ex-
pofer.

A toutes ces caufes qui s'oppofent
à l'allaitement maternel, ajoutez
l'air que l'on refpire dans les grandes
villes, & qui y tue beaucoup d'enfans ; la manière d'y vivre des femmes, fur-tout de celles qui jouiffent
d'une grande fortune, & beaucoup
d'autres raifons qui ne font pas moins
puiffantes, alors certes il y aura
beaucoup moins de mères qui entre-

prendront de nourrir, du moment
où elles fentiront qu'il eft de la plus
grande importance pour leur vie &
celle de leurs enfans, de s'abftenir
de l'allaitement, quand il leur manque les qualités indifpenfables pour
allaiter avec fuccès.

Raifons Morales.

Les raifons morales qui interdifent
aux mères l'allaitement, ne font pas
moins preffantes que les raifons
phyfiques. Les paffions font auffi
héréditaires que les vices dans les
humeurs; on fuce avec le lait le
poifon de la haine ou de la colère,
comme on fuce d'une nourrice in-
fectée un virus quelconque. Que de
fois j'ai vu des enfans victimes des
violentes paffions de leurs nourrices!
Ce mal eft d'autant plus affreux, que

la source en est souvent cachée aux
yeux des gens de l'art : telle nourrice avec l'apparence du calme &
de la douceur, est souvent très-vio-
lente & très-emportée, tandis que
telle autre, avec les dehors de l'ai-
greur & de la violence, est quelquefois fort douce & fort calme.
C'est une vérité constante, que les
femmes qui se livrent à des passions
violentes, sont de mauvaises nourrices ; leur lait pour l'ordinaire est
altéré, & le moral des enfans qu'elles
allaitent tient beaucoup des passions
qu'elles ont : heureux encore quand
les infortunés ne périssent pas au
berceau ! J'ai tellement observé l'influence du moral des mères qui nourrissent, sur leurs enfans, qu'en général je pourrois assurer que de dix
femmes qui ont des passions violentes, il en est huit au moins qui les

tranſmettent aux malheureux enfans qu'elles allaitent. J'ai même remarqué que ſouvent les caractères des enfans tenoient à l'eſpèce de lait dont ils ont été nourris; par exemple, ceux qui ont pris pour toute nourriture le lait de vache, ſont pour l'ordinaire plus lents, moins gais & moins vifs que ceux qui ont eu pour nourrice une chèvre. Le caractère des derniers eſt gai, vif & léger comme celui de l'animal qui les a nourris.

Les mouvemens de l'ame, extraordinaires par leur violence, leur nombre ou leur durée, affectent l'économie animale plus ou moins, ſuivant la force différente des individus, & la trempe plus ou moins énergique de leur ame. On peut aſſurer, en général, que les violentes paſſions ont une grande influence ſur les femmes , & dérangent beaucoup leurs fonctions : or si cette influence produit en elles des effets si pernicieux, lorsqu'elles n'allaitent point , que fera-ce quand elles feront nourrices ? Je vais feulement développer les effets des principales affections de l'ame fur le phyfique , & l'on pourra juger d'après , ce que peuvent produire les moindres.

La Colère.

La colère chez les femmes, d'autant plus dangereufe, que leur fibre eft en général plus foible, a fouvent chez elles des fuites très-funeftes. Portée à l'excès, elle agite violemment les nerfs , le fang , la bile , & donne lieu conféquemment à la fureur, aux inflammations, aux fièvres ardentes , aux troubles confidéra-

bles des viscères de la première di-
gestion , & à toutes les espèces
d'aberrations des fluides. D'après ces
effets, quelle mère colérique , pour
peu qu'il lui reste de tendresse pour
son enfant, oseroit entreprendre de
le nourrir ? En vain elle promettroit
de ne pas se livrer à cette cruelle
passion ; la nature plus forte que sa
résolution l'emporteroit.

J'ai connu une femme qui se li-
vroit à des emportemens si terribles
qu'elle en perdoit connoissance ; tous
les enfans qu'elle a allaités sont morts
de convulsions avant le tems où l'on
auroit pu attribuer leur mort à la
dentition.

D'autres femmes sont mortes dans
un accès de fureur : d'après ces terribles effets on ne sauroit trop dissua-
der les femmes portées à la colère,
de l'allaitement maternel, tant pour

le phyfique que pour le moral de leurs enfans.

La Haine & l'Envie.

La haine & l'envie, moins dange-reufes en apparence, n'en ont pas moins des fuites terribles & pour la mère & pour l'enfant. Pour la mère, il eft conftant que quand ces paffions font opiniâtres, elles donnent lieu à la maigreur, la langueur, la pâleur & le marafme, en caufant les veilles, la fièvre lente & la perte d'appétit. Si tels font les effets de la haine & de l'envie fur le phyfique de la mère, l'enfant qu'elle nourrira ne doit-il pas être encore plus affecté, puifque fes organes tendres & délicats ne fauroient exercer leurs fonctions, que préalablement la mère ne faffe bien les fiennes ? Ajoutez encore qu'en fuppofant que l'enfant furvive

à ces dérangemens de la m're, il
eſt à craindre que ſon moral ne ſe
reſſente un jour de l'influence de
ces paſſions, ce qui n'eſt que trop
conſtant.

Le Chagrin.

Le chagrin chez les femmes jette
ordinairement des racines plus pro-
fondes que chez les hommes, ſoit
par défaut de courage ou de philo-
ſophie, ſoit par la foibleſſe de leur
conſtitution. Cette affeƈtion de l'ame
rend languiſſante la force nerveuſe,
& le ton des parties; delà tous les
effets conſécutifs du relâchement &
de la diminution des forces vitales;
delà les mauvaiſes digeſtions, le
défaut de lait & de nutrition; les
obſtruƈtions, la jauniſſe, les épan-
chemens de lait, les dépôts laiteux,
&c. &c. D'après ces effets, certes
les

les mères qui se livrent au chagrin ne doivent jamais entreprendre d'allaiter, parce qu'à coup sûr il se présentera pendant l'allaitement quelqu'occasion d'en prendre.

La Joie & l'Amour.

Si le chagrin fait tant de mal aux femmes, & sur-tout aux femmes qui nourrissent, la joie, quand elle est immodérée, ne leur en fait pas moins; & l'une & l'autre portées à l'excès, causent les plus grands maux aux enfans qu'elles allaitent, & souvent même les font périr. La joie immodérée, celle sur-tout qui soudain s'empare de l'ame, cause l'insomnie, la démence, l'abattement des forces, & même, comme on l'a vu, la mort précédée de l'apoplexie. Il en est à peu près de même de l'amour.

D

La poſſeſſion trop différée d'un objet aimé, la crainte inquiète de le perdre, ou de ne pas l'obtenir, produit les veilles, la langueur, la perte d'appétit, quelquefois la phthiſie, la mélancolie, la folie amoureuſe, & ſupprime le lait. J'ai connu une jeune dame qui étoit une excellente nourrice avant qu'elle devînt amoureuſe, & qui, à cette epoque, ceſſa d'avoir du lait, & vit dépérir ſon enfant qui auparavant étoit charmant.

La Crainte.

Les nourrices craintives ont rarement beaucoup de lait. La crainte, en affoibliſſant la force muſculaire, fait friſſonner les membres, & relâche les parties; alors la force du cœur diminue, la circulation eſt ralentie, & les humeurs ſont repouſfées dans l'intérieur ; delà furvient la pâleur, la fécherefſe, la fuppreſ-fion de tranſpiration & de lait ; enfin le déſordre de toutes les fonƈtions. D'après cĕs effets, il ne faut point héſiter à défendre expreſſément aux femmes fujettes à la crainte, l'allai-tement ; c'eſt une de ces affeƈtions morales de la mère qui influe le plus fur l'enfant.

La Frayeur.

Enfin la frayeur, plus pernicieufe encore que les autres affeƈtions de l'ame, donne de violentes fecouſſes au fyſtême nerveux ; auſſi voit-on à fa fuite les ſpaſmes, la ſtupeur & l'i-magination dépravée : il arrive dans cette paſſion, que les vaiſſeaux font reſſerrés fur eux-mêmes, & que les humeurspouſſées de la circonférence au centre, n'occupent plus que les grands vaiſſeaux. En obſervant les perſonnes qui éprouvent de grandes frayeurs, on remarque qu'elles ont des palpitations de cœur, des ſuffo-cations & des ſuppreſſions d'évacua-tions naturelles. Il eſt ſouvent arrivé la mort ſubite. Un Praticien d'un mé-rite diſttingué m'a aſſuré avoir connu une femme qui allaitoit, dont le lait ſe ſupprima ſur le champ par une frayeur, & qui mourut peu de jours après. Pour moi, j'en ai vu pluſieurs qui ayant perdu leur lait par une frayeur, ont été forcées, à leur grand regret, d'abandonner l'allaitement maternel, pour avoir recours à l'al-laitement artificiel.

Il en eſt de même des dérangemens de l'eſprit, comme les maniaques, &c. &c. Les femmes qui ſont dans ce cas ne doivent point allaiter.

Les occupations graves de l'eſprit

s'oppofent encore à l'allaitement maternel. Rarement une femme qui cultive beaucoup les fciences ou la littérature eft une bonne nourrice.

En fuppofant que les paffions, dont nous venons de développer les effets fur le phyfique des mères & des enfans, & fur-tout leur influence fur le moral de ces derniers, ne fuffent pas auffi violentes, elles n'au- roient pas des fuites auffi dangereufes que nous les avons préfentées, il eft vrai; mais elles influeroient toujours fur l'enfant, plus ou moins, en raifon de leur intenfité. Si l'on parcourt également les autres paffions qui meuvent l'ame, on verra qu'elles produifent des effets relatifs à leur nature fur la mère & fur l'enfant, & principalement fur l'enfant dont les organes tendres & délicats font alors fufceptibles des impreffions qu'on leur fait prendre.

Il eft, par conféquent, effentiel de diftinguer les paffions dont l'influence peut être heureufe pour les enfans, & de confeiller aux mères qui les ont, d'allaiter l'enfant à qui elles ont donné le jour; c'eft le devoir le le plus facré de la nature, & le plus fatisfaifant pour le cœur des bonnes mères ; mais auffi il faut obferver avec le plus grand foin les paffions violentes, dont l'influence peut avoir les fuites les plus fâcheufes pour la mère & pour l'enfant , afin d'interterdire avec la plus grande rigueur l'allaitement maternel aux femmes qui ont le malheur d'être nées avec des affections de l'ame violentes.

Telles font les raifons phyfiques & morales qu'un Praticien prudent doit consulter avant de permettre ou de défendre l'allaitement maternel, dont les suites heureuses ou malheureuses font le bonheur ou le désespoir des mères, & causent également au Médecin un grand contentement ou de vifs regrets, suivant qu'il a lieu de s'applaudir ou de se reprocher de l'avoir conseillé ou défendu.

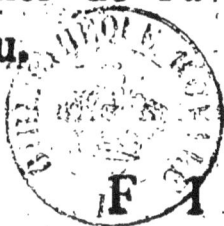

F I N.

APPROBATION.

J'AI lu, par l'ordre de Monseigneur le Garde des Sceaux, un Manuscrit intitulé : *Avis aux Mères qui veulent allaiter*. Je n'ai rien vu qui puisse en empêcher l'impression. Il seroit à désirer que les préceptes qui y sont sagement énoncés, & qui sont appuyés sur une pratique suivie, arrêtassent un usage fondé, à la vérité, sur la nature, mais que beaucoup de raisons puisées dans une mauvaise habitude physique & morale devroient contredire souvent, sur-tout dans les grandes villes, pour la santé des mères, des enfans, & pour le bien général de la société. A Paris, ce 21 Juillet mil sept cent quatre-vingt-cinq.

DESBOIS DE ROCHEFORT.

PRIVILÉGE.

LOUIS, PAR LA GRACE DE DIEU, ROI DE FRANCE ET DE NAVARRE; A nos amés & féaux Conseillers, les Gens tenant nos Cours de Parle-

lement , Maîtres des Requêtes ordinaires de
notre Hôtel, Grand-Conseil, Prévôt de Paris,
Baillifs, Sénéchaux, leurs Lieutenans Civils, &
autres nos Justiciers qu'il appartiendra : SALUT.
Notre amé le sieur ROZE DE L'ÉPINOY, Docteur-
Régent de la Faculté de Médecine de Paris,
Nous a fait exposer qu'il desireroit faire imprimer
& donner au Public un Ouvrage de sa compo-
sition, intitulé: *Avis aux Mères qui veulent allai-*
ter; s'il nous plaisoit lui accorder nos Lettres de
Permission pour ce nécessaires. A CES CAUSES,
voulant favorablement traiter l'Exposant, nous
lui avons permis & permettons par ces Présentes,
de faire imprimer ledit Ouvrage autant de fois
que bon lui semblera , & de le vendre & débiter
par tout notre Royaume, pendant le temps de
cinq années consécutives, à compter de la date
des présentes. FAISONS défenses à tous Imprimeurs, Libraires & autres personnes, de quelque qualité & condition qu'elles soient, d'en
introduire d'impression étrangère dans aucun lieu
de notre obéissance. A la charge que ces Présentes
seront enregistrées tout au long sur le Registre
de la Communauté des Imprimeurs & Libraires
de Paris , dans trois mois de la date d'icelles ;
que l'impression dudit Ouvrage sera faite dans
notre Royaume & non ailleurs, en bon papier
& beaux caractères ; que l'Impétrant se confor-
mera en tout aux Réglemens de la Librairie, &

notamment à celui du 10 Avril 1725, à l'Arrêt de notre Conseil du 30 Août 1777, à peine de déchéance de la présente Permission ; qu'avant de l'exposer en vente, le manuscrit qui aura servi de copie à l'impression dudit Ouvrage, sera remis dans le même état où l'Approbation y aura été donnée, ès mains de notre très-cher & féal Chevalier Garde des Sceaux de France, le sieur HUE DE MIROMESNIL, Commandeur de nos Ordres ; qu'il en sera ensuite remis deux Exemplaires dans notre Bibliothèque publique, un dans celle de notre Château du Louvre, un dans celle de notre très-cher & féal Chevalier Chancelier de France, le Sieur DE MAUPEOU, & un dans celle dudit Sieur HUE DE MIROMESNIL : le tout à peine de nullité des Présentes ; du contenu desquelles vous mandons & enjoignons de faire jouir ledit Exposant & ses ayant cause pleinement & paisiblement, sans souffrir qu'il leur soit fait aucun trouble ou empêchement. VOULONS qu'à la copie des Présentes, qui sera imprimée tout au long, au commencement ou à la fin dudit Ouvrage, foi soit ajoutée comme à l'original. COMMANDONS au premier notre Huissier ou Sergent sur ce requis, de faire pour l'exécution d'icelles tous Actes requis & nécessaires, sans demander autre permission, & nonobstant clameur de Haro, Charte Normande, & Lettres à ce contraires.

Car tel eſt notre plaiſir. Donné à Paris le troi-
ſième jour du mois d'Août, l'an de grace mil
ſept cent quatre-vingt-cinq, & de notre règne
le douzième. Par le Roi en ſon Conſeil.

LE BEGUE.

*Regiſtré ſur le Regiſtre XXII de la Chambre
royale & ſyndicale des Libraires & Imprimeurs de
Paris, n°. 415, ſol. 390, conformément aux diſpo-
ſitions énoncées dans la préſent. Permiſſion ; & à
la charge de remettre à ladite Chambre les neuf
exemplaires preſcrits par l Arrêt du Conſeil d'Etat
du 16 Avril 1785. A Paris, le cinq Août mil ſept
cent quatre-vingt-cinq.*

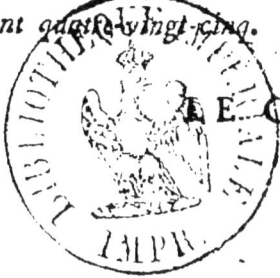

LE CLERC, Syndic.

COMMERCIALE

ACUEIL DES JUGEMENS ET A...

Lequel ... manuel de Commerce de terre et ...
sur les ordonnances de Commerce et de Marine, les Codes
... Cour de Cassation ...

Lequel ... à jour les Lois, Décrets impériaux et Ar...
... relatifs au Commerce...

... publics ... au Public en 2 feuilles ...
... pour chaque semaine ... vol. in-8. ... de la Table ...
et ... matières.

AVIS IMPORTANT

De la Livraison de la Société d'encourager... pour l'indu...
périodiquement de l'Almanach du Commerce ... ayant ...
publié ... M. ... Libraire ... Jurisprudence ...
... de prévenir le Public qu'il sera perdable ...
... de 1813 dans les premiers jours de Février ...
... ce 1814 paraîtra dans le courant du ...

BUREAU D'ABONNEMENT A ...

... par un État de dépôts chez l'Éditeur ...
... Bureau de l'Almanach du Commerce ...

DE L'IMPRIMERIE DE ...
1813.

www.ingramcontent.com/pod-product-compliance
Lightning Source LLC
Chambersburg PA
CBHW050603210326
41521CB00008B/1090